Recettes cétogène

77 recettes délicieuses – Petit-déjeuner, déjeuner, dîner, smoothies, desserts

Table des matières

Table des matières 5

Introduction : l'alimentation cétogène 1

Fixe tes objectifs 2

Suis les règles 3

Fais les courses 4

Petit-déjeuner 7

Muffins petit-déjeuner au bacon 7

Muffins petit-déjeuner aux épinards et à la féta 8

Quiche au romarin 9

Omelette à l'avocat 10

Pain nuage 11

Petits-pains cétogènes 13

Pain à la courge 14

Œufs brouillés au fromage frais à la cannelle
.... 16

Muesli à la noix de coco 17

Crêpes cétogènes 18

Biscuits salés au fromage et bacon 19

Salades 22

Salade d'épinards à la féta et aux pommes .. 22

Salade - Poivron - Steak 23

Salade de choux de Bruxelles 25

La céto-salade ultime 26

- Salade saumon-avocat 28
- Salade de thon 29
- Salade cétogène avec poitrine de poulet 31
- Salat avec avocat cuit au four 32
- Salade olives-gorgonzola 34
- Salade de halloumi aux fraises 35
- Salade d'épinard aigre-douce aux échalotes caramélisées 37

Fingerfood et Snacks 40
- Petits roulés jambon-fromage 40
- Bouquets de chou-fleur panés 41
- Pizza-balls 43
- Chips cétogènes au cheddar 44
- Amuse-bouches olives-salami 45
- Boulettes saumon-mascarpone 46
- Sticks de mozzarella 47
- Tartinade au thon 49
- Œufs mimosa aux herbes fraîches 50
- Rondelles d'oignon au thym dorées au four 52
- Céto-Nutella 54

Plats principaux 56
- Pizza avec pâte au chou-fleur 56
- Pizza avec pâte au fromage 57
- Pizza avec pâte à la viande 59

- **Burger low-carb** 61
- **Gratin de « pâtes » au fromage et au lard** 63
- **Terrine roumaine aux œufs avec herbes fraîches** 65
- **Poivron rouge farcis au chorizo** 67
- **Filets de poulet lardés farcis aux épinards** . 69
- **Boulettes de volaille au parmesan** 71
- **Saumon grillé au citron et aux câpres** 73
- **Boulettes de viande marocaines** 75

Dips et Sauces 78
- **Mayonnaise** 78
- **Sauce dip à l'aneth frais** 80
- **Aïoli au romarin** 81
- **Vinaigrette de base** 82
- **Sauce à la crème de base** 83
- **Beurre frais aux fines herbes** 84
- **Ketchup maison** 85
- **Guacamole** 87
- **Dip menthe-avocat** 89
- **Pesto maison** 90
- **Sauce grecque** 91

Boissons 94
- **Thé vert avec une touche de coco** 94
- **Café beurre-cannelle** 95
- **Café à la noix de coco** 96

Lait épicé à la courge 97
Chocolat chaud crémeux 99
Chocolat blanc exquis 101
Smoothie vert énergisant 103
Smoothie au concombre 104
Smoothie au chocolat 105
Smoothie à la banane 106
Smoothie aux fraises 107

Desserts 109

Rafaello 109
Pralinés coco-chocolat 110
Pudding à la banane et aux graines de chia
.... 112
Mousse au Tiramisu 113
Boules aux cacahuètes 115
Cheesecake aux myrtilles sans cuisson 116
Chocolat noir fait maison 118
Glace à la fraise low-carb 120
Glace à la menthe avec copeaux de chocolat
.... 121
Glace au chocolat cétogène 123
Glace façon cheesecake au citron et citron
vert 124

Introduction : l'alimentation cétogène

Le régime cétogène a pour simple principe de remplacer les glucides par les lipides. Ton corps a besoin d'un carburant et dans notre alimentation moderne, celui-ci est essentiellement composé de glucose. Le glucose est produit à partir de sucre et de glucides. Cependant, lorsque le corps ne reçoit plus de glucides, il utilise les graisses comme carburant et forme des corps cétoniques. Le corps est ainsi encouragé à brûler plus rapidement les dépôts de graisses et son fonctionnement général est amélioré. L'alimentation cétogène apporte de nombreux avantages :

- favorise une perte de poids saine et durable
- peut soigner les maladies neurologiques comme l'épilepsie
- régule la glycémie
- prévient les maladies du métabolisme, telles que le diabète de type 2 et contribue également à les soigner
- optimise le taux de cholestérol et prévient ainsi les maladies cardiovasculaires
- augmente le niveau d'énergie et la capacité de concentration
- réduit la sensation de faim

- veille à un bon équilibre hormonal et soigne ainsi l'acné et les problèmes menstruels
- peut soigner les maladies de la thyroïde et assure ainsi le bien-être émotionnel.

Fixe tes objectifs

Les gens commencent un régime cétogène pour différentes raisons. La perte de poids est souvent la motivation principale, mais beaucoup souhaitent également adopter un mode de vie plus sain, augmenter leur masse musculaire, mieux dormir ou encore travailler plus efficacement.

Quelle que soit la raison pour laquelle tu souhaites suivre un régime cétogène, il est important de déterminer ta consommation journalière de glucides. Pour perdre du poids, il ne faut en aucun cas dépasser 50 grammes / jour. Dans ce livre de recettes, 50 grammes de glucides correspondent à 4-5 repas, à raison de 10 à 15 grammes de glucides par portion. Cette quantité n'est toutefois pas difficile à respecter, car la plupart des recettes comprennent en moyenne 5 grammes de glucides par portion. De plus, chaque portion est très rassasiante, car elle est riche en calories et en nutriments essentiels. C'est pourquoi tu resteras sans peine sous la limite grâce à ces recettes, sauf bien sûr lors de tes escapades non-cétogènes.

Tu ne souhaites pas particulièrement perdre du poids, mais tout-de-même rester en cétose ? Dans ce cas, il la quantité de glucides ne doit pas dépasser 100 grammes / jour.

Les glucides ne sont pas forcément toujours des glucides au sens strict. En règle générale les fibres sont classées dans cette catégorie, sans pour autant influencer la glycémie. Le calcul des glucides est également différent d'une personne à l'autre. Ce compteur de calories https://www.living-keto.de/ketorechner-kalorien-tagesbedarf/ peut t'aider à déterminer ta propre limite quotidienne.

Suis les règles

1. Pour des résultats optimaux, consomme les aliments qui figurent dans ce livre de recettes. Si tu remplaces un ingrédient par des pommes-de-terre ou du riz, tu sortiras non seulement de la cétose, mais tu ne verras pas non plus de résultats sur la balance.
2. Arrête de manger, dès que tu es rassasié. On peut rapidement dépasser son apport en calories et ainsi fortement retarder les résultats. Au début d'un régime cétogène, le métabolisme est encore en phase

d'accoutumance et la réaction à la leptine (l'hormone de la sensation de satiété) est encore retardée. Avec le temps, tu réagiras toujours plus rapidement à la leptine comparé à une alimentation courante riche en glucose. Ainsi, tu mangeras moins et le sentiment de satiété arrivera plus rapidement.
3. Contrôle ton apport en fibres. C'est important pour éviter la constipation et préserver l'équilibre de la flore intestinale. Comme la plupart des fibres se trouvent dans les céréales, tu devras maintenant les obtenir à partir des légumes.

Fais les courses

Les recettes se basent sur les ingrédients suivants :

- Produits laitiers : crème aigre, crème à fouetter, crème à cuire, fromage frais, mascarpone, parmesan, mozzarella et différentes sortes de fromages (en morceau, en tranches ou râpé)
- Viande : chorizo, bacon / lard, jambon, viande hachée de bœuf, porc et agneau, poitrine de poulet
- Poissons : thon, saumon
- Légumes : avocat, brocoli, choux de Bruxelles, chou-fleur, tomates, oignons, ail, salade, poivrons

- Fruits : fraises, pommes, myrtilles, citron, citron vert

En plus de ces produits quotidiens, je recommande les aliments suivants qui font partie de la cuisine cétogène. Tous ces produits sont faciles à trouver. S'ils ne sont pas disponibles au supermarché, on peut sans aucun doute les trouver en droguerie ou dans les magasins diététiques ou biologiques. Pas besoin de faire son shopping en ligne !

1. Lipides
   - Huile de coco
   - Ghee (beurre clarifié, utilisé principalement dans la cuisine indienne)
   - Purée d'amande sans sucre ajouté
   - Beurre de cacao

2. Farine
   - Farine d'amande
   - Farine de coco
   - Enveloppes de psyllium

3. Autre
   - Noix de coco râpée
   - Copeaux / chips de noix de coco
   - Sirop d'érable sans sucre
   - Stévia (liquide)
   - Érythritol (cristallisé)
   - Essence de vanille (liquide, sans sucre)

Nous avons maintenant abordé tous les points importants. Il est temps de nous mettre au travail. On se retrousse les manches, on attache son tablier et c'est parti !

Petit-déjeuner

Muffins petit-déjeuner au bacon

Temps de préparation : 30 minutes. Pour 3 portions.

2 œufs

100ml de crème à cuire

2 fines tranches bacon ou lard

4 CS de fromage râpé

Sel et poivre

Préchauffer le four à 180°C. Bien battre les œufs, la crème, le sel et le poivre dans un récipient. Verser le mélange dans les moules à cupcakes. Couper le bacon ou le lard en dés et répartir sur le mélange. Parsemer de fromage râpé. Placer les moules à cupcakes dans le four et laisser cuire 20 minutes ou jusqu'à formation d'une jolie croûte dorée.

Valeurs nutritionnelles p.P. : 257 calories; 23g de lipides ; 1,6g de glucides, dont moins de 1g de sucre ; 12g de protéines.

Muffins petit-déjeuner aux épinards et à la féta

Temps de préparation : 45 minutes. Pour 6 portions.

6 œufs

Une poignée de feuilles d'épinards

100g de féta, écrasée

½ tasse de fromage râpé

Préchauffer le four à 170°C. Laver les épinards, les placer dans une casserole remplie d'eau bouillante et les cuire 1 minute. Égoutter les épinards et laisser refroidir.

Travailler les œufs en mousse avec un mixer. Ajouter les épinards refroidis aux blancs en neige et mélanger brièvement. Répartir dans 6 moules à cupcakes et parsemer de féta. Cuire 30 à 35 minutes jusqu'à ce que les muffins prennent une jolie couleur dorée.

Valeurs nutritionnelles p.P. : 123 calories ; 8g de lipides ; 3g de glucides, dont 1g de sucre ; 10g de protéines.

Quiche au romarin

Temps de préparation : 40 min. Pour 6 portions.

6 œufs

200g de dés de jambon

½ tasse de crème à cuire

2 CS de fromage frais

1 CC de romarin frais, coupé finement

1 CC d'huile d'olive

1 CC de sel

Préchauffer le four à 190°C. Graisser une plaque plate / un moule à gratin plat avec un peu d'huile d'olive. Battre les œufs dans un saladier, ajouter le reste des ingrédients et bien mélanger. Verser le mélange dans le moule et cuire au four pendant env. 30 minutes. Sortir la quiche du four et laisser refroidir avant de servir.

Valeurs nutritionnelles p.P. : 185 calories ; 15g de lipides ; 2g de glucides, dont 0g de sucre ; 12g de protéines.

Omelette à l'avocat

Temps de préparation : 15 min. Pour 1 portion.

1 avocat, coupé en fines tranches

2 œufs

1 CS d'huile de coco

¼ de fromage râpé

Une pincée de sel

Battre les œufs dans un saladier. Chauffer l'huile de coco dans une poêle à feu moyen et faire dorer l'omelette. Transférer sur une assiette plate, parsemer de fromage râpé et poser délicatement les tranches d'avocat dessus. Assaisonner avec du sel.

Valeurs nutritionnelles p.P. : 270 calories ; 30g de lipides ; 2,1g de glucides, dont 1g de sucre ; 20g de protéines.

Pain nuage

Temps de préparation : 30 min. Pour 5 portions.

3 œufs

¼ CC de poudre à lever

3 CS de fromage frais

Préchauffer le four à 150°C et recouvrir une plaque de papier de cuisson. Séparer le blanc des jaunes et fouetter les blancs d'œufs et la poudre à lever avec un mixer jusqu'à obtention d'une masse ferme. Dans un autre récipient, battre les jaunes d'œufs avec le fromage frais et incorporer soigneusement la masse aux blancs d'œufs. A l'aide d'une cuillère, former des petites galettes sur la plaque. La quantité est suffisante pour 6 grandes galettes ou 9 moyennes. Enfourner la plaque et laisser cuire 15 minutes. Servir à votre goût.

Le pain nuage peut également être utilisé pour la préparation de burgers low-carb (voir chap. « Plats principaux »). Avant d'enfourner, parsemer simplement les petits pains de graines de chia ou de sésame.

Valeurs nutritionnelles p.P. : 67 calories ; 25,5g de lipides ; 2g de glucides, dont 0g de sucre ; 21g de protéines.

Petits-pains cétogènes

Temps de préparation : 3 minutes. Pour 1 portion.

1 œuf

1 CS de farine d'amande

1 CC d'enveloppes de psyllium

1 CS de beurre, liquide

¼ CC de poudre à lever

Battre le beurre et les œufs dans un bol. Ajouter le reste des ingrédients et mélanger pour former une pâte. Placer le bol dans le micro-ondes et laisser gonfler 60 secondes.

Retourner le bol, détacher soigneusement le petit pain et couper en 2 tranches.

Convient bien comme pain à burger ou pour un sandwich à emporter.

Valeurs nutritionnelles p.P. : 250 calories ; 25g de lipides ; 6g de glucides, dont 0g de sucre ; 12g de protéines.

Pain à la courge

Temps de préparation : 80 minutes. Pour 10 tranches.

1 ½ tasse (200g) de farine d'amande

2 œufs

½ tasse de courge, en purée

½ tasse de lait de coco

¼ tasse d'enveloppes de psyllium

¼ érythritol, cristallisé

2 CC de poudre à lever

Une pincée de sel

Préchauffer le four à 170°C et chemiser un moule à cake de papier cuisson. Mélanger tous les ingrédients secs (sauf l'érythritol) dans un saladier. Ajouter la courge et le lait de coco et mélanger pour former une pâte. Battre les œufs et l'érythritol dans un autre récipient à l'aide d'un mixer. Incorporer la mousse à la masse.

Verser la pâte dans le moule et lisser la surface. Enfourner et laisser cuire env. 70 minutes. Tester la cuisson avec un cure-dent.

Valeurs nutritionnelles par tranche : 119 calories ; 8g de lipides ; 8g de glucides, dont 2g de sucre ; 4g de protéines.

Œufs brouillés au fromage frais à la cannelle

Temps de préparation : 15 min. Pour 3 portions.

6 CS de fromage frais

2 CS crème à cuire

3 œufs

1 CS de ghee

1 CC de farine de coco

½ CC de cannelle

1 CS de sirop d'érable sans sucre

Mélanger dans un robot le fromage frais, la crème, les œufs, la farine de coco et la cannelle. Chauffer le ghee dans une poêle. Brouiller délicatement les œufs. Transférer sur une assiette et arroser de sirop d'érable.

Valeurs nutritionnelles p.P. (sans sirop): 240 calories ; 22g de lipides ; 2g de glucides, dont moins de 1g de sucre ; 8g de protéines.

Muesli à la noix de coco

Temps de préparation : 10 min. Pour 4 portions.

2 tasses de copeaux de noix de coco

½ noix, coupée grossièrement

1 CC de cannelle

Lait d'amande, non sucré

Préchauffer le four à 190°C et couvrir une plaque de papier de cuisson. Parsemer la plaque de copeaux de noix de coco et de morceaux de noix, enfourner la plaque et laisser dorer environ 5 minutes. Sortir la plaque du four et saupoudrer immédiatement de cannelle. Placer un quart de la quantité dans un bol et verser du lait d'amande sans sucre. Servir immédiatement. Conserver le reste du muesli au sec dans un Tupperware.

Valeurs nutritionnelles p.P. (sans lait d'amande) : 238 calories ; 14g de lipides ; 8g de glucides, dont 2g de sucre ; 4g de protéines.

Crêpes cétogènes

Temps de préparation : 15 minutes. Pour 1 portion.

3 CS de fromage frais

2 œufs

1 CS de farine de coco

½ CC de cannelle

2 gouttes d'essence de vanille

1 goutte de stévia

Une pincée de poudre à lever

Mélanger tous les ingrédients dans un saladier. Préchauffer une poêle et graisser avec un peu d'huile de coco ou de ghee. Préparer simplement comme des crêpes normales. Servir avec 1 CS de sirop d'érable sans sucre.

Valeurs nutritionnelles p.P. : 337 calories ; 28g de lipides ; 3g de glucides, dont 0g de sucre ; 14g de protéines.

Biscuits salés au fromage et bacon

Temps de préparation : 30 minutes. Pour 4 portions.

1 tasse de farine d'amande

4 blancs d'œufs

4 jaunes d'œufs

4 tranches de fromage au choix

4 tranches de bacon, croustillant

80g de beurre, froid

1 CC de poudre à lever

Préchauffer le four à 170°C et recouvrir une plaque de papier de cuisson. Mélanger la farine d'amande et le beurre et former une pâte.

Fouetter au mixer les blancs d'œufs en neige avec la poudre à lever. Incorporer les blancs en neige au mélange de farine d'amande. Diviser la pâte en 4 portions et les placer en forme de biscuits sur la plaque. Enfourner et laisser cuire env. 20 minutes jusqu'à obtenir une belle couleur dorée.

Placer les jaunes d'œufs dans une poêle avec un peu d'huile d'olive et les cuire comme une omelette à feu moyen. Découper en 4 portions.

Placer une part de jaunes d'œufs sur chaque biscuit, 1 tranche de bacon et 1 tranche de fromage.

Valeurs nutritionnelles p.P. : 490 calories ; 42g de lipides ; 6g de glucides, dont 2g de sucre ; 18g de protéines.

Salades

Salade d'épinards à la féta et aux pommes

Temps de préparation : 10 minutes. Pour 3 portions.

Une poignée de feuilles d'épinards (env. 350g)

200g de viande hachée cuite, en dés

½ oignon rouge, coupé

½ pomme, coupée en fines tranches

100g de féta, en dés

4 CS de noix, hachées grossièrement

3 CS de vinaigrette maison (voir chap. « Dips et sauces »)

Mélanger tous les ingrédients dans un grand saladier et servir immédiatement.

Valeurs nutritionnelles p.P. : 487 calories ; 37g de lipides ; 12g de glucides, dont 3,5g de sucre ; 25,5 de protéines.

Salade - Poivron - Steak

Temps de préparation : 15 minutes. Pour 1 portion.

150g de steak

¼ d'oignon rouge, coupé en fines tranches

1 poivron rouge, coupé finement

1 CS d'huile d'olive

¼ tasse de mozzarella, râpée

2 gousses d'ail, pressées

Une poignée de feuilles de salade

2 CC de moutarde mi-forte

1 CS de jus de citron fraîchement pressé

Sel

Griller le steak à votre goût dans une poêle. Composer une vinaigrette avec l'huile d'olive, l'ail, la moutarde, le jus de citron et un peu de sel. Disposer l'oignon, le poivron et les feuilles de salade dans une assiette, poser le steak sur le lit de salade et arroser de vinaigrette.

Valeurs nutritionnelles p.P. : 436 calories ; 40g de lipides ; 5,5g de glucides, dont 1,5g de sucre ; 46g de protéines.

Salade de choux de Bruxelles

Temps de préparation : 5 minutes. Pour 1 portion.

120g de choux de Bruxelles

2 CS d'huile d'olive

1 CS de noix, hachées grossièrement

1 CS de jus de citron fraîchement pressé

Sel et poivre

Mélanger tous les ingrédients dans un saladier.

Valeurs nutritionnelles p.P. : 351 calories ; 34g de lipides ; 10g de glucides, dont 2g de sucre ; 4g de protéines.

La céto-salade ultime

Temps de préparation : 20 minutes. Pour 2 portions.

La chaire d'un avocat coupée en tranches

4 tranches de bacon

2 œufs

80g de fromage râpé

120g de feuilles de salade mélangées

6 olives, dénoyautées, coupées en tranches

1 gousse d'ail, pressée

4 CS de vinaigrette fraichement préparée (voir chap. „Dips et sauces")

Cuire les œufs, les passer à l'eau froide et les écaler. Les couper en tranche avec un couteau de cuisine et laisser refroidir. Griller les tranches de bacon dans une poêle à feu moyen, jusqu'à ce qu'elles deviennent croustillantes. Couper en morceaux pas trop grands.

Répartir les ingrédients dans 2 bols à salade : déposer d'abord un lit de salade, puis l'avocat, l'œuf et le bacon. Saupoudrer de fromage et arroser de vinaigrette.

Valeurs nutritionnelles p.P. : 340 calories ; 27g de lipides ; 4g de glucides, dont 0g de sucre ; 2g de protéines.

Salade saumon-avocat

Temps de préparation : 3 minutes. Pour 2 portions.

200g de saumon fumé

2 avocats, pelés et coupés en dés

2 CS d'huile d'olive extra-vierge

1 CS de jus de citron pressé

4 CS de fromage frais

Sel

Mélanger dans un robot le fromage frais, l'huile d'olive, le sel et le jus de citron. Placer le saumon et l'avocat dans un saladier et agrémenter du mélange de fromage frais. Servir frais.

Valeurs nutritionnelles p.P. : 549 calories ; 32,5g de lipides ; 13g de glucides, dont 0g de sucre ; 22g de protéines.

Salade de thon

Temps de préparation : 5 minutes. Pour 2 portions.

100g de feuilles de salade au choix

1 tomate, en dés

10 olives

½ avocat, en dés

1 petite courgette, en fines lanières

1 oignon de printemps, coupé

1 boîte de thon au naturel, égouttée

2 CS de persil frais, haché finement

2 CS de menthe fraîche, hachée finement

1 CS d'huile d'olive extra-vierge

1 CS de jus de citron pressé

Sel et poivre

Dans une poêle, faire revenir brièvement la courgette dans l'huile d'olive à feu moyen, puis laisser refroidir. Mélanger la courgette et tous les ingrédients dans un grand saladier. Dresser deux assiettes.

Valeurs nutritionnelles p.P. : 340 calories ; 23g de lipides ; 9g de glucides, dont 3g de sucre ; 21,5g de protéines.

Salade cétogène avec poitrine de poulet

Temps de préparation : 5 minutes. Pour 1 portion.

100g de poitrine de poulet, cuite, en dés

Une poignée de feuilles de salade

2 CS de parmesan, râpé

2 tiges de ciboulette, coupées

½ tomate moyenne, coupée en dés

1 CS de vinaigrette (voir chap. « Dips et sauces »)

Mélanger tous les ingrédients dans un grand saladier.

Valeurs nutritionnelles p.P. : 380 calories ; 10g de lipides ; 6g de glucides, dont 1g de sucre ; 36g de protéines.

Salat avec avocat cuit au four

Temps de préparation : 25 minutes. Pour 1 portion.

60g de feuilles de salade

1 avocat

1 tranche de jambon, en dés

2 CS de fromage frais

1 CS de fromage râpé

1 CC de romarin

2 CS de vinaigrette (voir chap. « Dips et sauces »)

Une pincée de sel

Préchauffer le four à 170°C et recouvrir une plaque ou la grille du four de papier de cuisson. Couper l'avocat en deux et ôter le noyau. Ne pas enlever la peau. Placer les moitiés d'avocat sur le papier de cuisson.

Mélanger le jambon, le romarin et le fromage frais et remplir les demi-avocats. Parsemer le mélange de fromage frais de fromage et saler la chair d'avocat non recouverte. Enfourner et laisser cuire 20.

Déposer une feuille de salade sur une assiette plate, poser dessus le demi-avocat et arroser de vinaigrette.

Valeurs nutritionnelles p.P. : 302 calories ; 29g de lipides ; 11g de glucides, dont 1g de sucre ; 10g de protéines.

Salade olives-gorgonzola

Temps de préparation : 3 minutes. Pour 4 portions.

8 tasses de feuilles de salade mélangées

4 œufs durs, écalés et coupés en tranches

4 CS d'olives, coupées

100g de gorgonzola, en dés

3 CS d'huile d'olive

4 CS de vinaigrette (voir chap. « Dips et sauces »)

Sel et poivre

Mélanger tous les ingrédients dans un grand saladier et assaisonner avec sel et poivre. Partager en 4 portions.

Valeurs nutritionnelles p.P. : 370 calories ; 33g de lipides ; 4g de glucides, dont 0g de sucre ; 13g de protéines.

Salade de halloumi aux fraises

Temps de préparation : 15 minutes. Pour 2 portions.

1 paquet de halloumi (225g)

5 fraises, coupées en tranches

½ concombre, coupé en tranches

1 gousse d'ail, pressée

2 CS d'huile d'olive extra vierge

Une poignée de feuilles de salade iceberg

Jus d'un citron vert

1 CC de menthe fraîche, finement hachée

1 CC de basilique frais, finement hachée

Graisser une poêle avec un peu d'huile ou de ghee et préchauffer à feu moyen. Couper le halloumi en tranches de 2cm d'épaisseur et cuire chaque côté 2 à 3 minutes.

Laver les feuilles de salade, égoutter et disposer sur deux assiettes, ajouter les fraises et le concombre. Mélanger les herbes avec l'huile d'olive et le jus de citron vert, afin que l'huile s'imprègne des arômes. Répartir le halloumi sur le lit de salade et arroser d'huile d'olive aux herbes.

Valeurs nutritionnelles p.P. : 500 calories ; 42g de lipides ; 9g de glucides, dont 4,5g de sucre ; 28g de protéines.

Salade d'épinard aigre-douce aux échalotes caramélisées

Temps de préparation : 20 minutes. Pour 2 portions.

450g de feuilles d'épinards

1 gros oignon, coupé

2 échalotes, coupées

200g de bacon, coupé

2 CS de parmesan râpé

2 CS de beurre, liquide

Faire chauffer le beurre à feu doux dans une grande poêle. Ajouter l'oignon et les échalotes et faire sauter avec le bacon. Après environ 15 minutes, les oignons et les échalotes sont caramélisés. Ajouter les épinards et bien mélanger à feu moyen. Couvrir la poêle et laisser gonfler 5 minutes. Servir sur deux assiettes et saupoudrer de parmesan.

Valeurs nutritionnelles p.P. : 240 calories ; 13g de lipides ; 21g de glucides, dont 6g de sucre ; 11g de protéines.

Fingerfood et Snacks

Petits roulés jambon-fromage

Temps de préparation : 5 minutes. Pour 10 portions.

20 tranches de jambon

20 tranches de fromage au choix

20 olives, dénoyautées

1 paquet de fromage frais aux herbes

Tartiner chaque tranche de jambon avec 2 CC de fromage frais. Placer une tranche de fromage sur une moitié de la tranche de jambon et rouler. Fixer une olive au centre avec un cure-dents.

Valeurs nutritionnelles p.P. : 420 calories ; 29g de lipides ; 4g de glucides, dont 1,5g de sucre ; 32g de protéines.

Bouquets de chou-fleur panés

Temps de préparation : 20 minutes. Pour 2 portions.

½ tête de chou-fleur (ca. 280g)

½ tasse de farine d'amande

1 œuf

¼ tasse de parmesan râpé

½ CC d'ail en poudre

Huile

Bien mélanger tous les ingrédients secs (farine d'amande, ail en poudre, parmesan) dans un saladier. Battre l'œuf dans un autre récipient. Tourner chaque bouquet dans l'œuf, puis dans le mélange de farine en veillant à bien enrober. Chauffer l'huile dans une poêle et y déposer les bouquets. Laisser rissoler environ 5 min. jusqu'à ce que les bouquets soient dorés et croustillants. Laisser égoutter sur du papier absorbant avant de servir.

Valeurs nutritionnelles p.P. : 260 calories ; 8g de lipides ; 6g de glucides, dont 3g de sucre ; 10g de protéines.

Pizza-balls

Temps de préparation : 10 minutes. Pour 6 portions.

50g de mozzarella fraîche

50g de fromage frais

1 CS de tomates, en purée

1 CS d'huile d'olive

6-8 olives, dénoyautées

12 feuilles fraîches de basilic

Placer tous les ingrédients (sauf le basilic) dans un robot de cuisine et mixer jusqu'à obtenir une pâte onctueuse. A l'aide d'une cuillère, puiser dans le mélange et former six boules. Placer une feuille de basilic au-dessous et au-dessus de la boule et les fixer à l'aide d'un cure-dents.

Valeurs nutritionnelles p.P. : 82 calories ; 8g de lipides ; 1g de glucides; 3g de protéines.

Chips cétogènes au cheddar

Temps de préparation : 10 minutes. Pour 4 portions.

400g de cheddar râpé

Sel

Préchauffer le four à 180°C et recouvrir une plaque de papier à cuisson. Répartir uniformément le cheddar sur le papier et saler. Enfourner et laisser cuire environ 5 minutes, jusqu'à ce que le fromage soit doré et croustillant, mais pas brûlé. Sortir la plaque du four et couper le fromage avec un coupe-pizza. Servir de préférence avec une sauce dip.

En option : saupoudrer le cheddar de paprika en poudre, ail en poudre ou curry en poudre avant d'enfourner.

Valeurs nutritionnelles p.P. : 457 calories ; 38g de lipides ; 28g de protéines ; 1g de glucides.

Amuse-bouches olives-salami

Temps de préparation : 5 minutes. Pour 6 portions.

12 olives, dénoyautées

170g de fromage frais

6 tranches moyennes de salami (sans additifs)

Réduire les olives et le fromage frais en pâte à l'aide d'un robot de cuisine. Puiser dans le mélange avec une cuillère et déposer la boule sur une tranche de salami. Rouler la tranche de salami et fixer avec un cure-dent.

Valeurs nutritionnelles p.P. : 143 calories ; 13g de lipides ; 1,5g de glucides, dont 1g de sucre ; 3,5g de protéines.

Boulettes saumon-mascarpone

Temps de préparation : 5 minutes. Pour 8 portions.

100g de saumon fumé

100g de mascarpone

1 gousse d'ail, coupée

4 CS de graines de chia

Mixer les filets de saumon, l'ail et le mascarpone au robot pour obtenir une pâte homogène. Avec le mélange, former huit boulettes et les rouler dans les graines de chia. Servir frais.

Valeurs nutritionnelles p.P. : 97 calories ; 8g de lipides ; 3g de glucides, dont 0g de sucre ; 4g de protéines.

Sticks de mozzarella

Temps de préparation : 15 minutes (+ 1 heure de congélation). Pour 4 portions.

300g de mozzarella en bloc

1 tasse de farine d'amande

4 CS de parmesan râpé

Poivre

2 œufs

Sel aux herbes

Huile à frire

Recouvrir une planche ou une assiette de papier de cuisson. Bien mélanger les ingrédients secs (farine d'amande, sel aux herbes, poivre, parmesan râpé) dans un saladier. Battre les œufs dans un autre récipient et bien mélanger. Couper la mozzarella en longs tronçons d'environ 2 cm de large. Tremper les sticks un à un dans les œufs puis dans le mélange sec, afin que la panure les recouvre uniformément. Placer les sticks de mozzarella au congélateur pendant environ 1 heure.

Après une heure, chauffer l'huile de friture dans une poêle à feu moyen. Frire ensuite les sticks de mozzarella 2 à 3 minutes. Laisser égoutter sur du papier absorbant.

Les sticks de mozzarella peuvent également être dorés au four 7 à 8 minutes à 180°C jusqu'à ce qu'ils soient croustillants. Il n'est alors pas obligatoire de les mettre au congélateur au préalable.

Valeurs nutritionnelles p.P. : 430 calories ; 36g de lipides ; 29g de protéines; 2,5g de glucides.

Tartinade au thon

Temps de préparation : 5 minutes. Pour 3 portions.

1 boîte de thon au naturel (170g)

2 cornichons moyens, non sucrés

3 CS de mayonnaise

Égoutter le thon. Couper les cornichons en petits dés. Mélanger tous les ingrédients pour former une pâte. Recommandation : servir sur du pain nuage.

Valeurs nutritionnelles p.P. : 166 calories ; 12g de lipides ; 13g de protéines ; moins de 1g de glucides.

Œufs mimosa aux herbes fraîches

Temps de préparation : 40 minutes. Pour 6 portions.

12 œufs

6 CS de mayonnaise sans sucre

1 CS d'herbes fraîches au choix (romarin, aneth, basilic, persil)

1 CC de sel

Cuire les œufs dans une grande casserole. Remplir un grand saladier d'eau glacer et y refroidir les œufs, afin qu'ils soient plus faciles à écaler. Couper les œufs en deux dans le sens de la longueur. Utiliser un couteau tranchant pour que les œufs ne s'émiettent pas.

Retirer délicatement le jaune d'œuf avec une cuillère à café et placer dans un bol. Ciseler les herbes et ajouter aux jaunes d'œufs, puis ajouter la mayonnaise sans sucre et le sel. Avec une fourchette, écraser les jaunes d'œufs pour obtenir une pâte homogène. Avec une cuillère, remplir les blancs d'œufs avec ce mélange. Disposer les œufs farcis sur une assiette plate. Réserver au frais et consommer dans les deux jours.

Valeurs nutritionnelles p.P. : 248 calories ; 20g de lipides ; 12g de protéines; 3g de glucides, dont 0g de sucre.

Rondelles d'oignon au thym dorées au four

Temps de préparation : 30 minutes. Pour 4 portions.

2 gros oignons blancs

1 tasse de farine d'amande

2 œufs

4 CS de parmesan râpé

½ CC de thym frais, haché finement

½ CC d'ail en poudre

Sel et poivre

Préchauffer le four à 190°C et recouvrir une plaque de papier de cuisson. Éplucher les oignons, les laver et les couper en rondelles. Mélanger les ingrédients secs (farine d'amande, thym, parmesan, sel et poivre) dans un saladier. Battre les œufs dans un autre récipient et bien mélanger. Tremper les rondelles d'oignon dans les œufs, puis dans le mélange de farine, afin que la panure enrobe les rondelles uniformément. Déposer les rondelles d'oignons sur la plaque, enfourner et laisser dorer 15-20 minutes. Servir avec une sauce dip.

Valeurs nutritionnelles p.P. : 110 calories ; 4g de lipides ; 5,9g de protéines; 10g de glucides, dont 3g de sucre.

Céto-Nutella

Temps de préparation : 15 minutes. Pour 20 portions.

300g de noisettes
50g (env. 10 CS) de cacao en poudre
2 CS d'huile de coco
Quelques gouttes de stévia
Essence de vanille, non sucrée

Faire griller les noisettes décortiquées dans une poêle jusqu'à ce qu'elles soient dorées et dégagent une agréable odeur douce-amère. Retirer la peau et hacher les noisettes au mixer jusqu'à obtention d'une masse crémeuse. Ajouter le cacao en poudre, l'essence de vanille et quelques gouttes de stévia, puis mélanger. Verser l'huile de coco dans le mélange et homogénéiser. Transférer le nutella dans un récipient avec couvercle et conserver au réfrigérateur.

Suggestion : tartiner sur du pain à la courge.

Recommandation : consommer le nutella avec parcimonie car les noisettes sont riches en glucides (1 portion = env. 1 CS, tartinée).

Valeurs nutritionnelles p.P. : 122 calories ; 5,5g de lipides ; 4g de glucides, dont 1g de sucre ; 3g de protéines.

Plats principaux

Pizza avec pâte au chou-fleur

Temps de préparation : 50 minutes. Pour 1 portion.

200g de chou-fleur

1 œuf

½ CC d'origan

1 CS de parmesan

50g de mozzarella

3 tranches de lard / bacon

1 CS de purée de tomates

Préchauffer le four à 180°C et recouvrir une plaque de papier de cuisson. Couper le chou-fleur en morceaux de taille moyenne, laver et passer au mixer. Faire bouillir de l'eau dans une casserole et y laisser gonfler le chou-fleur huit minutes. Égoutter à l'aide d'une passoire fine et laisser refroidir. Placer dans un linge fin (mousseline) et essorer soigneusement.

Mélanger l'œuf. Placer le chou-fleur dans un saladier avec l'œuf, le parmesan, l'origan, le sel et le poivre et mélanger pour former une pâte. Étaler sur la plaque pour former un disque mince. Enfourner et laisser cuire 25 minutes.

Mélanger la purée de tomates avec 1 CS d'eau chaude et étaler cette sauce sur la pâte à pizza. Il aussi possible d'utiliser du ketchup maison à la place (voir chap. « Dips et sauces »). Ajouter la mozzarella et le lard et enfourner pour 10 minutes supplémentaires, jusqu'à ce que la mozzarella fonde et que le lard soit croustillant.

Valeurs nutritionnelles p.P. : 400 calories ; 30g de lipides ; 11g de glucides, dont 3g de sucre ; 30g de protéines.

Pizza avec pâte au fromage

Temps de préparation : 20 minutes. Pour 2 portions.

2 tasses de mozzarella râpée

Parmesan râpé

½ tasse de sauce tomate ou 4 CS de ketchup maison

1 CC d'ail en poudre

1 CC d'épices à pizza

Préchauffer le four à 200°C et recouvrir une plaque de papier de cuisson. Disposer la mozzarella en forme de disque sur le papier de cuisson sans laisser de trou. Saupoudrer d'ail en poudre et d'une pincée d'épices à pizza. Enfourner et laisser cuire 12 à 25 min. jusqu'à ce que la mozzarella fonde et dore sur les bords. Sortir du four et laisser refroidir quelques minutes.

Étaler la sauce tomate sur la pizza, et parsemer de parmesan et du reste d'épices à pizza. Remettre deux minutes au four. Sortir du four, couper les parts avec un coupe-pizza et servir immédiatement.

Valeurs nutritionnelles p.P. : 324 calories ; 20g de lipides ; 4g de glucides, dont 1g de sucre ; 33g de protéines.

Pizza avec pâte à la viande

Temps de préparation : 30 minutes. Pour 4 portions.

450g de viande hachée de bœuf

15 tranches de poivron

¼ tasse de parmesan râpé

½ tasse de fromage râpé

1 œuf

1 CC d'oignon de printemps séché

½ CC d'ail en poudre

4 CS de ketchup maison (voir chap. « Dips et sauces »)

1 CC d'origan

½ CC de sel

½ CC de poivre

Préchauffer le four à 190° C et graisser une plaque ronde. Mélanger la viande hachée, l'œuf, le parmesan, l'oignon de printemps séché, l'ail en poudre, l'origan, le sel et le poivre dans un grand saladier. Placer le mélange sur la plaque et former un disque de pâte. Enfourner 20 minutes, jusqu'à ce que la viande soit cuite, puis sortir du four.

Étaler le ketchup sur la pâte à pizza et garnir avec le fromage râpé et les poivrons. Enfourner 5 minutes supplémentaires, jusqu'à ce que le fromage soit fondu.

Valeurs nutritionnelles p.P. : 584 calories ; 44g de lipides ; 2,5g de glucides; 48g de protéines.

Burger low-carb

Temps de préparation : 12 minutes (+30 minutes pour le pain nuage ou 2 minutes pour le petit pain cétogène). Pour 2 portions.

250g de viande hachée de bœuf

4 pains nuages au sésame (voir chap. « Petit-déjeuner »)

2 rondelles d'oignon

2 tranches de fromage en bloc (les tranches de fromage à sandwich peuvent contenir du sucre)

2 CS de fromage frais

2 rondelles de tomate

2 feuilles de salade

Sel et poivre

Mélanger la viande hachée avec le sel et le poivre dans un saladier et former deux galettes rondes. Chauffer un peu d'huile d'olive dans une poêle à feu moyen et saisir la viande environ quatre minutes de chaque côté.

Placer deux pains nuages ou deux tranches de pain cétogène sur une planche de cuisine. Placer Déposer la garniture sur le pain comme suit : feuille de salade, fromage frais, burger, fromage, oignon et tomate. Pour terminer, couvrir avec le deuxième pain nuage.

Valeurs nutritionnelles p.P. : 387 calories ; 25g de lipides ; 4g de glucides, dont 0g de sucre ; 36g de protéines.

Gratin de « pâtes » au fromage et au lard

Temps de préparation : 30 minutes. Pour 6 portions.

750g de bouquets de chou-fleur (~1 tête)

3 CS de fromage frais

200ml de crème à cuire

250g de fromage râpé

½ CC d'ail en poudre

75g de lard en dés

Sel et poivre

Préchauffer le four à 180°C et graisser un plat à gratin. Cuire les bouquets de chou-fleur à la vapeur ou 5 minutes dans l'eau bouillante. Dans ce dernier cas, bien égoutter ensuite les bouquets dans un linge fin.

Faire fondre le fromage frais dans une poêle à feu moyen. Ajouter la crème et mélanger. Ajouter

200g de fromage râpé, sel, poivre et ail en poudre. Dès que le fromage est fondu, retirer du feu. Déposer le chou-fleur égoutté dans le plat à gratin et verser la sauce au fromage dessus. Parsemer de dés de lard, puis du reste de fromage râpé. Enfourner et laisser cuire environ 20 minutes jusqu'à ce qu'une croûte dorée se forme.

Valeurs nutritionnelles p.P. : 345 calories ; 28g de lipides ; 7,6g de glucides, dont 2,5g de sucre ; 15,5g de protéines.

Terrine roumaine aux œufs avec herbes fraîches

Temps de préparation : 60 minutes. Pour 8 portions.

1,5 kg de viande hachée mélangée (bœuf ou bœuf et porc)

400g de foie de bœuf

1 CS d'aneth frais

1 CS de persil frais

2 oignons moyens

5 œufs

Paprika en poudre

Sel et poivre

Préchauffer le four à 180°C. Laver les oignons et couper petit. Couper le foie en morceaux et cuire avec les oignons dans une poêle avec un peu d'huile pendant env. 10 minutes. Vérifier avec un couteau pointu si le plus gros morceau est cuit à cœur. Retirer le foie du feu et laisser refroidir. Couper à nouveau en morceaux plus petits et écraser à l'aide d'une fourchette pour former une pâte.

Cuire 3 œufs, les tremper dans l'eau glacée et les écaler.

Bien mélanger la viande hachée avec les 2 œufs restants, les herbes, le paprika, le sel et le poivre. Ajouter la pâte de foie refroidie et mélanger.

Graisser un moule à cake et saupoudrer d'un peu de farine d'amande. Pour donner du goût, faire dorer une petite quantité de viande hachée dans une poêle (pas de viande crue en assaisonnement !). Déposer un tiers du mélange de viande hachée au fond du moule. Placer dessus les trois œufs durs dans le sens de la longueur, en laissant un espace d'au moins 5 cm entre chaque. Ajouter le reste du mélange de viande hachée, afin qu'au final les œufs se trouvent au milieu de la terrine. Lisser la viande en surface et enfourner. Laisser cuire la terrine 35 minutes ou jusqu'à ce qu'une croûte brune se forme.

Valeurs nutritionnelles p.P. (250g): 657 calories ; 37,5g de lipides ; 3,7g de glucides, dont 1,5g de sucre ; 68g de protéines.

Poivron rouge farcis au chorizo

Temps de préparation : 35 minutes. Pour 4 portions.

4 poivrons rouges, épépinés

1 oignon, coupé

1 tasse de fromage râpé

1 CS d'huile d'olive

450g de chorizo en dés

½ CC de cumin

½ CC de paprika en poudre

2 CS de coriandre fraîche, hachée

½ CC de poivre

Préchauffer le four à 200°C. Recouvrir la plaque ou la grille du four de papier de cuisson. Placer les poivrons debout sur le papier de cuisson, ouverture vers le haut.

Chauffer de l'huile d'olive dans une poêle à feu moyen. Faire blondir les oignons. Ajouter le chorizo et les épices et faire revenir jusqu'à ce que la viande soit cuite. Ajouter la coriandre et mélanger brièvement.

Diviser le mélange en quatre portions et farcir les poivrons. Parsemer de fromage râpé et enfourner. Cuire 20 minutes.

Valeurs nutritionnelles p.P. : 702 calories ; 57g de lipides ; 11g de glucides, dont 3,5 de sucre; 36g de protéines.

Filets de poulet lardés farcis aux épinards

Temps de préparation : 30 minutes. Pour 2 portions.

2 grands filets de poulet, en tranches « papillons »

Une poignée de feuilles d'épinards, coupées

1 CS d'huile d'olive

1 CS d'ail, pressé

100g de gouda en bloc, coupé en dés

4 CS de parmesan râpé

4 grandes tranches de Prosciutto

Préchauffer le four à 190°C et graisser un plat à gratin avec de l'huile d'olive.

Mélanger les épinards, l'ail, le gouda, le parmesan dans un et répartir sous les deux filets de poulet. Fermer les filets et envelopper chacun de deux tranches de Prosciutto.

Placer les filets de poulet dans le plat à gratin et enfourner pour 20 minutes. Servir chaud.

Valeurs nutritionnelles p.P. : 549 calories ; 31g de lipides ; 3g de glucides, dont 0g de sucre ; 63g de protéines.

Boulettes de volaille au parmesan

Temps de préparation : 40 minutes. Pour 4 portions.

450g de viande hachée de volaille

1 œuf, légèrement battu

¾ tasse de mozzarella râpée

1 tasse de parmesan râpé

8 tranches de provolone coupé en lamelles

4 CS de fromage frais, à température ambiante

3 gousses d'ail, pressées

1 CC d'oignon en poudre

2 CS d'eau

½ CC d'herbes italiennes

Sel et poivre

Préchauffer le four à 200°C. Bien mélanger tous les ingrédients (sauf les lamelles de provolone) dans un grand saladier, de préférence avec les mains. Se laver les mains et avec les paumes humides former environ 20 boulettes. Déposer les boulettes sur la plaque recouverte de papier de cuisson, enfourner et laisser cuire environ 20 minutes.

Sortir du four, poser les lamelles de provolone sur les boulettes de viande et remettre au four 3 minutes, jusqu'à ce que le fromage forme des bulles. Servir chaud.

Valeurs nutritionnelles p.P. : 508 calories ; 31g de lipides ; 3g de glucides, dont 1g de sucre ; 53g de protéines.

Saumon grillé au citron et aux câpres

Temps de préparation : 15 minutes. Pour 4 portions.

4 filets de saumon sauvage

4 CS d'huile d'olive

½ citron, coupé en tranches

1 CC de romarin

2 CC de câpres

Jus d'un citron

Badigeonner les filets de saumon d'huile d'olive et de romarin. Déposer chaque filet sur une feuille d'aluminium. Placer deux tranches de citron et quelques câpres sur chaque filet et arroser de jus de citron. Fermer la feuille d'aluminium.

Préchauffer une poêle. Y déposer les papillotes et cuire 5 minutes de chaque côté. Servir sur un lit de salade.

Valeurs nutritionnelles p.P. : 587 calories ; 41g de lipides ; 0g de glucides; 50g de protéines.

Boulettes de viande marocaines

Temps de préparation : 20 minutes. Pour 4 portions.

450g de viande hachée d'agneau, mélangée ou 100%

1 œuf

1 CS de coriandre fraîche, hachée finement

1 CS de menthe fraîche, hachée finement

2 CC de thym frais

2 gousses d'ail, pressées

1 CC de coriandre en poudre

1 CC de cumin en poudre

½ CC d'oignon en poudre

¼ CC de paprika

¼ CC d'origan

1 CC de sel,

¼ CC de poivre

Préchauffer le four à 180°C et recouvrir une plaque de papier de cuisson. Mélanger tous les ingrédients dans un saladier, de préférence avec les mains. Se laver les mains et avec les paumes humides former des boulettes. Déposer les boulettes sur la plaque, enfourner et laisser cuire environ 15 minutes. Vérifier avec la pointe d'un couteau ou un cure-dents si la boulette est cuite à cœur.

Servir chaud avec une sauce à la crème ou froid avec de la mayonnaise « dip » (car la mayonnaise maison contient des œufs crus).

Valeurs nutritionnelles p.P. : 350 calories ; 26g de lipides ; 0g de glucides ; 29g de protéines.

Dips et Sauces

Mayonnaise

Temps de préparation : 10 minutes. Pour 6 portions.

1 jaune d'œuf

½ tasse d'huile d'olive

1 moutarde mi-forte

2 CS de jus de citron pressé

Une pincée de sel

Mixer le jaune d'œuf, la moutarde, 1 CS de jus de citron et le sel à l'aide d'un mixer. Arroser de quelques filets d'huile d'olive. Lorsque la mayonnaise devient ferme, elle est terminée. Si nécessaire, détendre avec 2. CS de jus de citron. Servir immédiatement ou conserver 2 à 3 jours au réfrigérateur.

Valeurs nutritionnelles p.P. : 140 calories ; 17g de lipides ; 0g de glucides; 1g de protéines.

Sauce dip à l'aneth frais

Temps de préparation : 5 minutes. Pour 8 portions.

1 tasse de crème aigre

½ tasse de mayonnaise maison (voir plus haut)

2 CS d'aneth frais, haché finement

1 CC de sel

Bien mélanger tous les ingrédients et saler. Conserver jusqu'à deux jours au réfrigérateur.

Valeurs nutritionnelles p.P. (2 CS) : 152 calories ; 20g de lipides ; moins de 1g de glucides; 1g de protéines.

Aïoli au romarin

Temps de préparation : 1 Minute (+ 10 minutes pour la mayonnaise). Pour 6 portions.

Mayonnaise maison (voir recette ci-dessus)

1 CC de romarin frais, haché finement

1 CS de jus de citron pressé

1 gousse d'ail, pressée

Sel

Mélanger tous les ingrédients dans un petit saladier. Attention : toujours mélanger la mayonnaise maison en tournant dans une seule direction pour qu'elle ne caille pas. Saler.

Valeurs nutritionnelles p.P. : 140 calories ; 17g de lipides ; 0g de glucides ; 1g de protéines.

Vinaigrette de base

Temps de préparation : 1 Minute. Pour 10 portions.

Mayonnaise maison avec 1 œuf (voir plus haut)

½ tasse de crème aigre

½ CC de vinaigre

2 CS d'aneth frais, haché finement

4 CS de persil frais, haché finement

1 CC d'oignon de printemps en poudre

¼ CC d'ail en poudre

¼ CC de sel

¼ CC de poivre

Bien mélanger tous les ingrédients. Conserver au frais dans un récipient couvert.

Valeurs nutritionnelles p.P. : 110 calories ; 11,5g de lipides ; moins de 1g de glucides; moins de 1g de protéines.

Sauce à la crème de base

Temps de préparation : 2 minutes. Pour 6 portions.

50g de crème fraîche

4 CS de crème à cuire

2 CS de jus de citron pressé

Herbes fraîches au choix, hachées finement

Une demi-gousse d'ail, pressée (en option)

Mélanger tous les ingrédients dans un petit saladier. Conserver jusqu'à trois jours au réfrigérateur.

Valeurs nutritionnelles p.P. : 54 calories ; 5g de lipides ; moins de 1g de glucides; moins de 1g de protéines.

Beurre frais aux fines herbes

Temps de préparation : 3 minutes (+1 heure au frais). Pour 8 portions.

100g de beurre salé, à température ambiante

2 CS de fines herbes au choix (de préférence thym, aneth ou romarin)

2 gousses d'ail, lavées

1 CS de jus de citron

1 CC de zeste de citron

Mettre tous les ingrédients dans le mixer et bien mélanger. Poser le beurre sur du papier sulfurisé, enrouler et conserver au réfrigérateur. Alternativement, mettre le beurre dans une boîte de beurre ou de margarine vide et conserver au réfrigérateur. Se conserve jusqu'à trois mois.

Valeurs nutritionnelles p.P. : 104 calories ; 11g de lipides ; 1g de glucides, dont 0g de sucre ; 0g de protéines.

Ketchup maison

Temps de préparation : 20 minutes. Pour 15 portions.

1 CS d'huile d'olive

1 tasse de tomates, en purée

1 oignon blanc

¼ tasse de vinaigre de cidre

2 CS d'eau

1 pincée de cannelle

2 gousses d'ail, pressées

1 pincée de cardamone

1 pincée de poivre

1 pincée de d'anis étoilé

1 pincée de de clous de girofle

¼ CC de sel

Chauffer l'huile d'olive dans une poêle à feu moyen et dorer les oignons environ 5 minutes.

Ajouter tous les ingrédients et bien mélanger. Laisser frémir le ketchup 10 minutes. Retirer le ketchup du feu et laisser refroidir, puis réduire en purée au mixer. Conserver au réfrigérateur dans un bocal avec couvercle.

Valeurs nutritionnelles p.P. (1 CS): 13 calories ; 1g de lipides ; 1g de glucides, dont moins de 1g de sucre ; 0g de protéines.

Guacamole

Temps de préparation : 10 minutes. Pour 10 portions.

2 avocats, épluchés et coupés en dés

2 CS de coriandre fraîche, finement hachée

¼ d'oignon blanc, coupé fin

1 tomate en dés

1 CS de jus de citron pressé

2 gousses d'ail, pressées

¼ CC de sel

Écraser tous les ingrédients dans un saladier et bien mélanger pour former une pâte homogène. Assaisonner avec le jus de citron et le sel. Servir immédiatement ou si besoin recouvrir la surface du guacamole d'une couche d'huile d'olive, afin qu'il ne s'oxyde pas. Couvrir d'un film plastique et conserver au réfrigérateur.

Valeurs nutritionnelles p.P. (sans la couche d'huile d'olive) : 86 calories ; 8g de lipides ; 4g de glucides, dont moins de 1g de sucre ; 1g de protéines.

Dip menthe-avocat

Temps de préparation : 5 minutes.

Pour 6 portions.

1 avocat, épluché et coupé en dés

¼ tasse de crème à fouetter

½ CC de menthe fraîche, finement hachée

1 CC de jus de citron pressé

Une pincée de sel

Réduire tous les ingrédients en purée dans un mixer.

Valeurs nutritionnelles p.P. : 87 calories ; 8g de lipides ; 2,5g de glucides; moins de 1g de protéines.

Pesto maison

Temps de préparation : 10 minutes. Pour 15 portions.

2 poignées de basilic frais

5 CS de noix hachées

4 CS de parmesan râpé

150ml d'huile d'olive vierge

1 CC de jus de citron pressé

½ CC de sel

Mélanger le basilic, les noix, le sel et le jus de citron au mixer. Ajouter le parmesan et mélanger. Toujours en mélangeant, verser lentement l'huile d'olive. Conserver au frigo jusqu'à deux semaines dans un bocal propre avec couvercle.

Valeurs nutritionnelles p.P. : 103 calories ; 2,6g de lipides ; moins de 1g de glucides ; moins de 1g de protéines.

Sauce grecque

Temps de préparation : 5 minutes (+ laisser reposer une nuit). Pour 4 portions.

60ml d'huile d'olive extra vierge

Le jus d'un citron

2 gousses d'ail, lavées

2 CS de vinaigre de table

1 CS d'origan frais, haché finement

1/8 CC de sel

1 pincée de poivre

Frotter les gousses d'ail avec le sel pour exprimer les arômes. Plonger les gousses d'ail dans l'huile, ajouter le reste des ingrédients et mélanger. Laisser reposer une nuit au réfrigérateur. Retirer les gousses d'ail et savourer l'huile aromatisée avec une salade.

Valeurs nutritionnelles p.P. : 65 calories ; 7g de lipides ; 2g de glucides, dont 0g de sucre ; 0g de protéines.

Boissons

Thé vert avec une touche de coco

Temps de préparation : 5 minutes. Pour 1 portion.

1 sachet de thé vert

1 CS d'huile de coco

1 tasse d'eau chaude

Laisser infuser le sachet de thé dans l'eau chaude trois minutes. Verser le thé dans un mixer, ajouter l'huile de coco et mélanger brièvement. Verser dans la tasse et savourer.

Valeurs nutritionnelles p.P. : 121 calories ; 13g de lipides ; 0g de glucides; 0g de protéines.

Café beurre-cannelle

Temps de préparation : 5 minutes. Pour 1 portion.

1 tasse de café chaud

1 CS de beurre doux

1 pincée de cannelle

Bien mélanger tous les ingrédients au mixer. Servir dans une tasse.

Valeurs nutritionnelles p.P. : 108 calories ; 12g de lipides ; 0g de glucides ; 0g de protéines.

Café à la noix de coco

Temps de préparation : 2 minutes. Pour 1 portion.

1 tasse de café chaud

1 CS d'huile de coco

1 goutte de stévia (en option)

Mélanger les ingrédients au mixer. Servir dans une tasse.

Valeurs nutritionnelles p.P. : 121 calories ; 13g de lipides ; 0g de glucides ; 0g de protéines.

Lait épicé à la courge

Temps de préparation : 10 minutes. Pour 3 portions.

¼ tasse de purée de courge

2 tasses de café fort

1 tasse de lait de coco

2 CS de crème à fouetter

1 CS de beurre liquide

5 gouttes d'essence de vanille

¼ CC de cannelle

1 pincée d'anis

1 pincée de clous de girofle

3 gouttes de stévia

Dans une petite casserole, cuire la purée de courge, le lait de coco et le beurre et laisser gonfler cinq minutes. Retirer du feu, ajouter la crème, la vanille et la stévia et mélanger dans un mixer. Verser dans trois tasses et servir chaud.

Valeurs nutritionnelles p.P. : 236 calories ; 23g de lipides ; 3g de glucides ; 1,5g de protéines.

Chocolat chaud crémeux

Temps de préparation : 8 minutes. Pour 2 portions.

1 tasse de crème à cuire

1 tasse d'eau

3 CS de cacao en poudre

½ CC de cannelle

2 gouttes d'essence de vanille

2 gouttes de stévia

4 CS de crème fouettée (en option)

Mélanger tous les ingrédients (sauf la crème fouettée) dans une petite casserole et chauffer à petit feu. Ne pas porter à ébullition.

Retirer la casserole du feu et verser le chocolat chaud dans deux tasses. Si souhaité, garnir de 2 CS de crème fouettée.

Valeurs nutritionnelles p.P. : 538 calories ; 56g de lipides ; 17g de glucides, dont 0g de sucre ; 6g de protéines.

Chocolat blanc exquis

Temps de préparation : 5 minutes. Pour 1 portion.

½ tasse de lait d'amande

½ tasse de crème à fouetter

5 gouttes d'essence de vanille

2 CS de beurre de cacao

1 CC d'érythritol

1 CS d'huile de coco

Une pincée de sel

Mettre le lait de coco, le beurre de cacao, le lait d'amande, l'essence de vanille, le sel et l'éythritol dans une petite casserole et chauffer à petit feu jusqu'à ce que le beurre de cacao fonde. Avant d'atteindre le point d'ébullition, retirer du feu et verser dans un mixer. Ajouter l'huile de coco et la crème et mélanger 30 secondes. Servir chaud.

Valeurs nutritionnelles p.P. : 536 calories ; 58g de lipides ; 6g de glucides, dont 6g de sucre ; 3g de protéines.

Smoothie vert énergisant

Temps de préparation : 3 minutes. Pour 4 portions.

2 avocats, épluchés et coupés

Une poignée de feuilles d'épinards

2 citrons verts, épluchés et épépinés

1 tasse de lait de coco

¾ tasse de yaourt grec

Dans un mixer, bien mélanger les épinards, les avocats, les citrons verts, une demi-tasse de lait de coco et une demi-tasse de yaourt. Ajouter la quantité restante jusqu'à obtention de la consistance souhaitée.

Valeurs nutritionnelles p.P. : 145 calories ; 12g de lipides ; 4g de glucides, dont 1g de sucre ; 6,5g de protéines.

Smoothie au concombre

Temps de préparation : 3 minutes. Pour 4 portions.

2 concombres moyens, pelés

Une poignée de feuilles de salade, coupées finement

1 tasse de lait de coco

½ tasse de noix de coco râpée non sucrée

2 CS de menthe fraîche, hachée finement

Bien mélanger tous les ingrédients, une demi-tasse de lait de coco et une demi-tasse de yaourt dans un mixer. Ajouter le reste des ingrédients petit à petit jusqu'à obtention de la consistance souhaitée.

Valeurs nutritionnelles p.P. : 150 calories ; 12g de lipides ; 6g de glucides, dont moins de 1g de sucre ; 6g de protéines.

Smoothie au chocolat

Temps de préparation : 3 minutes. Pour 1 portion.

100ml de lait de coco

100ml d'eau

1 CS d'huile de coco, liquide

2 CS de cacao en poudre non sucré

1 CS graines de chia

5 gouttes d'essence de vanille

5-7 glaçons

½ CC de cannelle

Mettre tous les ingrédients dans le mixer, mixer et servir dans un grand verre.

Valeurs nutritionnelles p.P. : 400 calories ; 40g de lipides ; 8g de glucides, dont 0g de sucre ; 4g de protéines.

Smoothie à la banane

Temps de préparation : 3 minutes. Pour 4 portions.

1 banane, épluchée

1 tasse de lait de coco

1 tasse de crème

1 tasse de lait d'amande, non sucré

Une poignée de feuilles de salade iceberg, coupées

½ CC d'essence de vanille

Bien mélanger dans un mixer tous les ingrédients, une demi-tasse de lait d'amande et une demi-tasse de lait de coco. Ajouter petit à petit le reste des ingrédients jusqu'à obtention de la consistance souhaitée.

Valeurs nutritionnelles p.P. : 251 calories ; 22g de lipides ; 11g de glucides, dont 6g de sucre ; 2,5g de protéines.

Smoothie aux fraises

Temps de préparation : 3 minutes. Pour 2 portions.

6 fraises

1 tasse de lait de coco

½ tasse de crème

4 gouttes d'essence de vanille

1 CC de menthe fraîche, hachée finement

4-5 glaçons

Bien mélanger tous les ingrédients dans un mixer. Verser dans deux verres et servir immédiatement.

Valeurs nutritionnelles p.P. : 384 calories ; 39g de lipides ; 6,5g de glucides, dont 3g de sucre ; 3g de protéines.

Desserts

Rafaello

Temps de préparation : 20 minutes (+ min. 1 heure au frais) Pour 20 portions.

250g d'huile de coco
100ml de lait de coco
170g noix de coco râpée
2-3 CS d'amandes, hachées grossièrement
Gouttes de stévia

Dans un saladier, bien mélanger tous les ingrédients à l'exception des amandes. Humidifier la paume des mains. Avec une cuillère à café, prendre un peu de pâtes et placer quelques morceaux d'amande au centre. Avec la paume des mains, former délicatement une boule et la rouler dans un peu de noix de coco râpée. Former 30-40 boules. S'il fait chaud, conserver au réfrigérateur.

Valeurs nutritionnelles p.P. (2 boules): 162 calories ; 17,5g de lipides ; 5,2g de glucides, dont 1g de sucre ; 0,5g de protéines.

Pralinés coco-chocolat

Temps de préparation : 1,5 heure. Pour 10 portions.

½ tasse d'huile de coco, liquide

½ tasse de cacao en poudre non sucré

½ CC d'essence de vanille

5 CS de purée d'amande

5 CS d'érythritol

5 gouttes de stévia

Mélanger l'huile de coco, le cacao, l'essence de vanille, la stévia et l'érythritol dans un saladier. Verser le mélange chocolaté dans un moule en silicone pour pralinés et répartir uniformément. Mettre le moule au frais 20 à 30 minutes jusqu'à ce que le mélange se solidifie. Étaler uniformément la purée d'amande sur le chocolat. Conserver les pralinés au réfrigérateur.

Valeurs nutritionnelles p.P. : 182 calories ; 16g de lipides ; 6g de glucides, dont 0,5g de sucre ; 3g de protéines.

Pudding à la banane et aux graines de chia

Temps de préparation : 2 heures. Pour 4 portions.

1 tasse de lait de coco

1 banane mûre

¼ tasse de graines de chia

½ CC de cannelle

6 gouttes d'essence de vanille

Écraser la banane dans un saladier. Bien mélanger tous les ingrédients et répartir dans de petits verres. Placer au minimum 2 heures au réfrigérateur avant de servir.

Valeurs nutritionnelles p.P. : 207 calories ; 12g de lipides ; 14,5g de glucides, dont 3,5g de sucre ; 7g de protéines.

Mousse au Tiramisu

Temps de préparation : 10 minutes (+ 2 heures au frais). Pour 4 portions.

1 CS de café

1 CS de cacao en poudre

100ml de crème à fouetter

4 CS d'érythritol, cristallisé

100g de mascarpone

1 CC d'essence de vanille

Fouetter fermement la crème au mixer. Mélanger le mascarpone, l'érythritol, l'essence de vanille et le café dans un saladier, jusqu'à dissolution de l'érythritol. Incorporer délicatement la crème fouettée au mélange de mascarpone. Avec une cuillère, remplir quatre petits récipients à 1/3 et saupoudrer de cacao. Remplir les 2/3 restants et saupoudrer à nouveau de cacao. Pour terminer, saupoudrer le tout de cacao. Couvrir les récipients et placer env. 2 heures au réfrigérateur. Servir frais.

Valeurs nutritionnelles p.P. : 210 calories ; 22g de lipides ; 1,5g de glucides, dont 1,2g de sucre ; 2g de protéines.

Boules aux cacahuètes

Temps de préparation : 10 minutes (+ 30 minutes au frais). Pour 6 portions.

4 CS de purée d'amande

2 CS de beurre de cacahuètes pur

2 CS de crème à cuire

4 gouttes de stévia

Bien mélanger tous les ingrédients dans un saladier. Placer le mélange 30 minutes au réfrigérateur. Humidifier la paume des mains et prendre un peu du mélange avec une cuillère. Faire rouler entre les paumes pour former une boule. Servir frais.

Valeurs nutritionnelles p.P. : 113 calories ; 9,5g de lipides ; 3g de glucides; 3g de protéines.

Cheesecake aux myrtilles sans cuisson

Temps de préparation : 2 heures. Pour 6 portions.

1/3 tasse de farine d'amande

220g de fromage frais à température ambiante

200ml de crème à fouetter

½ CC d'essence de vanille

1 CS de jus de citron

1 CS de beurre liquide

2 CS d'érythritol

2 gouttes de stévia

Le zeste d'un demi-citron

Une poignée de myrtilles fraîches ou congelées

Mélanger le beurre, la farine d'amande et la stévia et répartir le mélange uniformément au fond d'un moule démontable circulaire en pressant légèrement. Bien mélanger dans un saladier le fromage frais, l'essence de vanille, le jus et le zeste de citron. Fouettez au mixer la crème et l'érythritol, jusqu'à obtention d'un mélange bien ferme. Incorporer la crème au mélange de fromage frais, transférer dans le moule, lisser la surface et orner de myrtilles. Laisser refroidir au réfrigérateur 1 ½ heure avant de servir.

Valeurs nutritionnelles p.P. : 320 calories ; 31g de lipides ; 6g de glucides, dont 1g de sucre ; 5g de protéines.

Chocolat noir fait maison

Temps de préparation : 5 minutes. Pour 220g de chocolat / 10 portions.

120g de beurre de cacao

50g de cacao en poudre non sucré

50g d'érythritol

1 CC d'essence de vanille

Une pincée de sel

Placer le beurre de cacao dans une petite casserole. Faire bouillir de l'eau dans une grande casserole et placer la petite casserole à l'intérieur (bain-marie), afin que le beurre de cacao commence à fondre par l'intermédiaire de la chaleur indirecte. Lorsqu'il est liquide, retirer du feu, ajouter le cacao en poudre, l'érythritol, la vanille et le sel, puis mélanger. Verser dans un moule en silicone et conserver à température ambiante ou au réfrigérateur. Peut être conservé jusqu'à trois mois.

Valeurs nutritionnelles p.P. : 150 calories ; 16g de lipides ; 3,5g de glucides, dont 1,5g de sucre ; 1g de protéines.

Glace à la fraise low-carb

Temps de préparation : 15 minutes (+ temps de congélation). Pour 10 boules de glace.

80g de fraises, fraîches ou congelées

160g de fromage frais

60ml d'huile de coco, liquide

2 CS d'érythritol

1 CC d'essence de vanille

Réduire tous les ingrédients en purée à l'aide d'un mixer. Verser le mélange dans un moule de silicone, environ 2 CS par cavité. Placer au minimum deux heures au congélateur avant de servir.

Valeurs nutritionnelles p.P. (1 boule de glace) : 83 calories ; 9g de lipides ; 1g de glucides, dont 1g de sucre ; 1g de protéines.

Glace à la menthe avec copeaux de chocolat

Temps de préparation : 15 minutes (+ temps de congélation). Pour 14 boules de glace.

Chair d'un avocat

240g de mascarpone

5 CS d'érythritol

1 CC d'extrait pur de menthe ou 1 CS de menthe fraîche

60g de chocolat noir fait maison, haché

Réduire tous les éléments (sauf le chocolat) en purée homogène à l'aide d'un mixer. Pour terminer, incorporer les copeaux de chocolat. Verser le mélange dans un moule de silicone, environ 2 CS par cavité. Placer au minimum deux heures au congélateur avant de servir. Se conserve jusqu'à trois mois au congélateur.

Valeurs nutritionnelles p.P. (1 boule de glace) : 100 calories, 9,5g de lipides ; 11g de glucides, dont 1g de sucre ; 2g de protéines.

Glace au chocolat cétogène

Chair d'un avocat

50g de cacao en poudre non sucré

100g de mascarpone

200g de lait de coco

5 CS d'érythritol

Réduire tous les ingrédients en purée homogène à l'aide d'un mixer. Verser le mélange dans un moule en silicone, environ 2CS par cavité. Placer au minimum deux heures au congélateur avant de servir. Se conserve jusqu'à trois mois au congélateur.

Valeurs nutritionnelles p.P. (1 boule de glace) : 123 calories, 9,5g de lipides ; 11g de glucides, dont 8g de sucre ; 2g de protéines.

Glace façon cheesecake au citron et citron vert

Temps de préparation : 15 minutes (+ temps de congélation). Pour 10 boules de glace.

240g de fromage frais

60g d'huile de coco

2 El d'érythritol

1 CC de jus de citron fraichement pressé

1 CC de jus de citron vert fraichement pressé

1 CC de zestes de citron

1 CC de zestes de citron vert

Réduire tous les ingrédients en purée homogène à l'aide d'un mixer. Verser le mélange dans un moule en silicone, environ 2CS par cavité. Placer au minimum deux heures au congélateur avant de servir. Se conserve jusqu'à trois mois au congélateur.

Valeurs nutritionnelles p.P. (1 boule de glace) : 105 calories ; 11g de lipides ; 11g de glucides, dont 1g de sucre ; 2g de protéines.

Bon appétit !

Mentions légales

Text: Copyright © 2018 by Libros Trading Ltd

Mentions légales et publication:

Libros Trading Ltd
Business Center
Dubai World Center
P.O. Box 390667

Tous droits réservés.

Toute réimpression ou copie, même partielles, du présent ouvrage ne sont pas autorisées sans accord préalable de l'auteur.

Photographie:

© Elenadesign/ www.shutterstock.com

Avis important :

Les informations contenues dans ce livre sont communiquées dans un but informatif uniquement et ne doivent en aucun cas être considérées comme des conseils professionnels ou des substituts de traitements fournis par des médecins formés et agréés. Ces informations ne sont pas non plus des recommandations de processus diagnostic ou thérapeutique. Le contenu n'est en aucun cas un encouragement à l'automédication ni ne doit servir de base à l'autodiagnostic ni à l'automédication. Les informations contenues dans le présent ouvrage reflètent uniquement les opinions de l'auteur. L'auteur ne fournit aucune garantie, formelle ou implicite, sur la véracité des propos ni pour la manière dont ceux-ci sont énoncés.

Si le contenu de cet ouvrage présente une infraction à la loi applicable de quelque manière que ce soit, merci d'en faire part à l'auteur. Le contenu en question sera immédiatement retiré ou modifié.

Responsabilité pour les liens

Le présent ouvrage contient des liens vers des sites internet tiers sur le contenu desquels nous n'avons pas d'influence. Nous ne pouvons donc pas être tenus pour responsables pour ces contenus externes. Les fournisseurs ou propriétaires des pages liées sont responsables de leurs contenus respectifs. La présence de violations de la loi dans les pages mises en lien a été contrôlée lors de la création des liens. Leur contenu n'a pas été identifié comme étant illégal au moment de l'ajout du lien. Un contrôle permanent du contenu des pages liées n'est pas concrètement possible. Nous nous engageons cependant à retirer ces liens s'il vient à notre connaissance que les contenus liés présentent des infractions à la loi applicable.

Made in the USA
Lexington, KY
11 September 2019